AF585800

RÉFLEXIONS
D'UN CHIRURGIEN PATRIOTE,
ADRESSÉES
AUX AMIS DU PEUPLE.

Par un Citoyen, ancien Commissaire de la Section de l'Oratoire.

Salus populi suprema lex esto.

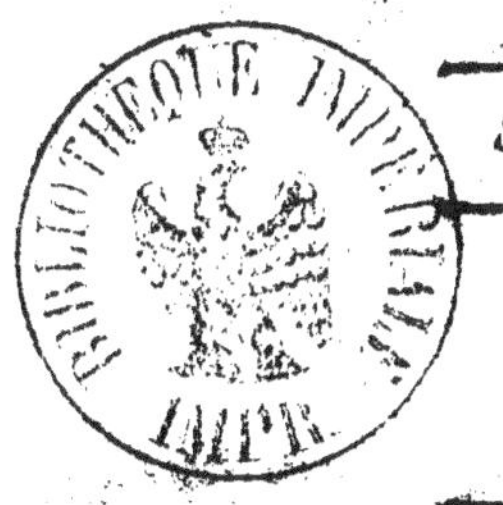

A PARIS,
De l'Imprimerie de Roland, rue Thibautodé, n°. 7.

1790.

RÉFLEXIONS
D'UN CHIRURGIEN PATRIOTE,
ADRSSÈES
AUX AMIS DU PEUPLE.

Au moment où la France étonnée secoue le joug avilissant des préjugés.

Au moment où le cahos des abus commence à se débrouiller par le zéle infatigable d'une nation libre & éclairée.

Au moment enfin, où tout citoyen doit concourir utilement pour assurer le bonheur commun, qu'il me soit permis au nom de la chose publique & de l'humanité souffrante, d'éclairer le peuple des campagnes sur sa propre conservation, & d'indiquer à la nation assemblée les précautions à prendre pour détruire à jamais une classe d'homme mille fois plus dangereuse que nos ennemis armés, les empiriques.

Ami, protecteur de la santé & de la

vie de tous les hommes sans distinction ; le chirurgien bienfaisant, ne se rendroit-il pas coupable envers la société entiere, s'il gardoit un silence nuisible, que dis-je, l'existence de plusieurs millions d'hommes ne lui est-elle pas assez chere, ne lui devient-elle pas une cause assez noble, assez intéressante pour qu'aucune considération étrangere ne l'arrête & qu'aucun motif ne puisse ralentir son courage.

C'est en cette qualité & animé de ce même zele, que je viens lutter contre ces êtres malfaisans, les dénoncer aux amis de l'humanité, ces ennemis de la société qui en attaquent sans cesse la partie la plus nombreuse & la plus digne de notre sollicitude, ce peuple des campagnes, ce soutien de la patrie.

Il ne connoît que la nature, tout ce qui l'environne est pur & simple comme elle; la fourberie, le mensonge ne souillent point son cœur innocent. Pourra-t-il jamais croire que ce pompeux appareil qui lui est offert, que ces titres apparens, ces prétendues guérisons ne sont qu'autant de moyens pour éblouir ses sens & surprendre sa bonne foi. Comment lui persuader que ce même homme, tantôt sensible & compatissant, tantôt au front audacieux, au maintien assuré, n'est qu'un vil imposteur, un monstre dangereux, capable de braver toute résistance pour s'attacher aux pas de la victime qu'il aura marquée.

Peuple trop crédule, victime d'une confiance aveugle, ne vous y trompez pas : sous tel déhors que se présente ce misérable, il exercera parmi vous des ravages continuels & par-là immenses.

Chaque jour cet homicide armé d'un glaive meurtrier, frappera de nouvelles victimes. Chaque jour un poison caché vous ouvrira le tombeau, & si vous échappez à une mort presqu'assurée, bientôt vous porterez le germe destructeur d'une langueur incurable, ou vos membres impuissans vous mettront hors d'état de défendre la patrie, ou de soulager votre famille infortunée.

Envain reclameriez-vous les secours de ces chirurgiens routiniers qui exercent indistinctement les diverses parties de l'art de guérir sans en avoir étudié aucun principe.

Indignes du titre honorable dont ils sont

revêtus, ces hommes grossiers, sans talens, ne fondent leurs connoissances que sur la hardiesse. Médecins, chirurgiens, accoucheurs à la fois, ils osent se charger du précieux dépôt de la santé des hommes, ou plutôt ils s'en rendent journellement les bourreaux. Hommes indifférens, cœurs sourds à la pitié, avouez votre ignorance, connoissez vos obligations envers vos semblables, & cessez de vous rendre criminels.

Hâtez-vous de mériter ce beau titre que vous portez, hâtez-vous de répondre aux vues bienfaisantes du monarque chéri sous lequel nous vivons. Depuis long-tems il vous en a fourni les moyens. Des personnes éclairées parcourent les provinces & enseignent cet art si précieux à l'humanité. Plusieurs capitales & sur-tout celle-ci renferment des écoles où des maîtres de l'art forment de dignes éleves jaloux de porter le flambeau de la chirurgie dans toutes les parties du royaume. Si, insensibles à de si belles prérogatives vous continuez à étouffer le juste remord qui crie au fond de votre cœur, à sacrifier de nouvelles victimes...., redoutez votre propre conscience & le châtiment mérité que réservent les loix aux assassins publics.

Faut-il qu'à la fin du dix-huitieme siecle, à l'instant où la chirurgie paroît portée au plus haut dégré de perfection en France, une partie de ce même royaume languisse encore privée des secours les plus précieux à l'humanité. Faut-il qu'à ces vérités trop réelles, je me trouve forcé d'en ajouter d'autres non moins allarmantes, quoique plus méconnues. Non, je ne puis passer sous silence qu'il est encore des provinces où, les accouchemens, cette partie de l'art de guérir qui intéresse si spécialement l'être le plus malheureux, est presqu'entierement ignorée. Que devient la femme au moment d'accoucher, si l'enfant se présente dans une mauvaise position : entourée de sages-femmes ignorantes ou de chirurgiens peu instruits, elle compte sur des efforts infructueux de la nature ; à une longue série de douleurs succède la perte de son courage, l'épuisement de ses forces ; encore s'il lui restoit le doux espoir de sauver son enfant ; mais non, où avant de tenter la réduction d'un bras sorti, on en fera la section, ou il succombera à des efforts infructueux, mal dirigés, à des manœuvres longues & inhabiles. Mere sensible, victime infortunée; envain tu maudis le jour qui t'éclaire; envain tu réclames la vie de cet enfant précieux; il ne te reste que l'espoir douloureux de mettre au jour un être privé d'existence, ou s'il respire encore, ces cris consolans pour une mere, qui soutenoient son courage, auxquels elle attachoit tant de prix; ces cris, dis-je, ne parviendront point à ton oreille attentive.

Je me borne à ce seul exemple; il est des horreurs que la prudence exige de cacher.

Peuple des grandes villes, reconnoissez votre avantage sur vos freres des campagnes; placé au centre des connoissances, au foyer de lumiere, vous êtes sans cesse à portée d'en recevoir les rayons bienfaisans, de vous préserver de l'influence dangereuse du charlatanisme; mais trop foible, trop prévenu, vous ne laissez pas, quoiqu'en tremblant de confier votre santé, celle de vos enfans à des hommes vils, méconnus, désavoués de la société qui chérissent l'état d'obscurité où ils sont ensevelis pour, sous ce voile mistérieux, cacher leurs opérations meurtrieres.

D'autres plus téméraires osent se montrer au grand jour, & sous l'égide de quelques hommes de mérite, dont ils ont surpris la conscience, ou qui ne craignent point de s'associer à eux sous defférens rapports, ils répandent impunément dans les capitales, un énorme assemblage de remédes plus ou moins dangereux.

Quelle rsssource vous reste-t-il? ô mes concitoyens! quand ces ennemis jurés de votre vie & de votre fortune vous ont vendu cherement un poison destiné à combler votre misere & à aggraver vos maux? C'est de recourir à vos amis, à ces hommes, à ces dieux de l'humanité toujours prêts à vous éclairer de leurs avis, toujours disposés à vous prodiguer des secours en tout genre.

Quand moins entraîné par un préjugé trompeur, admettrez-vous une différence réelle entre le chirurgien instruit & l'empyrique imposteur; quand plus désabusé ne reconnoîtrez-vous dans l'homme de l'art qu'un être bienfaisant engagé par le serment le plus sacré, le plus solemnel à secourir l'humanité souffrante? Aujourd'hui que ce même homme cherche à vous arracher le bandeau que vous avez sur les yeux, à être l'interprête de vos sentimens, à exposer au grand jour les plaintes secrettes que vous lui avez si souvent renouvellées, seriez-vous seuls indifférens à son acte de patriotisme, ou suspecteriez-vous plus long-temps la pureté de ses sentimens? Le reméde n'est pas entre ses mains, son pouvoir se borne à faire connoître ce mal qui ne devient que trop dangereux, & à manifester son vœu sur le bien que l'on peut faire.

Ce bien consiste sur-tout à empêcher que ces ennemis nés du peuple ne réclament le nouveau privilège de la liberté : cet avantage si précieux pour la société, lui deviendroit bien funeste s'il servoit à compromettre la vie des hommes.

Il importe donc à l'intérêt de l'état, à sa destinée, la vie du peuple Français l'éxige, le cri des provinces est unanime, toutes le demandent, j'en jure par le vœu qu'elles ont émises dans leurs cahiers, de nommer des chirurgiens dont les lumières & les talens ne soient point équivoques pour surveiller l'exercice de l'art chacun dans leur arrondissement; ils seroient appellés sur-tout dans ces cas graves & de la premiere importance, ou un seul instant décide de la vie d'un être, souvent de deux; l'utilité de leurs fonctions ne se borneroit pas là : à eux seuls seroit confié l'exercice délicat de la chirurgie légale, celle qui défend l'honneur & la liberté des hommes, qui suspend le glaive ou livre le coupable à la justice.

Si je doutois qu'il y eût un nombre suffisant de ces hommes instruits dispersés dans le royaume; si la France offroit encore des cantons ou plusieurs d'eux se trouvent réunis, tandis que de vastes contrées se trouvent privées des secours de la chirurgie, je sentirois toute la difficulté de cet établissement; mais la nouvelle division de la France en parties égales, en districs, m'assure la possibilité de l'exécution.

Heureux législateurs dont l'attention utile, les vues bienfaisantes se dirigent sans cesse vers le bien, fixez un instant vos regards sur le pauvre qui souffre, sur le peuple des campagnes qui gémit, et surtout sur la partie de ce même peuple la plus digne de nos soins.

Un sexe aimable & délicat a spécialement droit à nos égards. La nature semble ne l'avoir fait naître que pour plaire & pour souffrir ; oui, la femme intéressante dans tous les momens, l'est particuliérement dans celui où elle éprouve les douleurs d'un enfantement prochain, où tremblante pour le fruit de ses chastes amours, comme pour elle-même, elle a besoin d'un homme véritablement instruit pour la secourir dans les tourmens qui doivent précéder l'instant où elle sera mere. S'il vous faut encore un plus puissant motif, refléchissez comme je l'ai fait sur le nombre de victimes qui ont été sacrifiées, & qui le sont encore journellement. Peut-être même à l'instant où je vous retrace ces vérités affligeantes, nombres d'enfans, qui eussent comblé les vœux de leurs parens, enrichi l'état, fait les délices & la gloire de la patrie, sont-ils victimes de la lenteur de vos décrets. Déjà vous avez manifesté vos vues bienfaisantes, vos soins paternels, en émettant le vœu que les curés des campagnes pussent associer aux fonctions de leurs ministère celle de médecin.

A ces sages pré autions, mais insuffisantes, daignez ajouter celles que je propose, & cet assemblage de lumiere & de talent éleveront aussitôt un rempart inébranlable contre l'empirisme.

Hâtez-vous donc de sécher les pleurs de tant de malheureux, de préserver l'existance de nos concitoyens, de nos freres, & que ce même peuple au moment de son bonheur assuré, ne craigne plus de mêler les cris de la douleur à ceux de la joie, pour manifester sa reconnoissance.

Vos instants vous sont précieux, vous ne pouvez tout entreprendre à la fois, je ne le sens que trop, mais cette branche constitutionnelle n'est-elle pas assez intéressante pour mériter place dans une de vos plus prochaines séances.

Si ma voix assez forte peut se faire entendre, si ma cause fondée sur les justes prétentions de l'humanité, peut obtenir votre décision, ma jouissance sera parfaite & mon bonheur accompli.

Enfin le jour où je pourrai me flatter d'avoir rendu des citoyens à la société, sera un des plus beaux de ma vie, & celui où je pourrai prouver que nous touchons au terme qui doit consolider à jamais la révolution.

FORESTIER,
Maître en Chirurgie.

www.ingramcontent.com/pod-product-compliance
Lightning Source LLC
LaVergne TN
LVHW012024170826
845678LV00004BA/1630

* 9 7 8 2 3 2 9 6 2 4 2 4 2 *